L'HIPPOPHAGIE

CORBEIL, IMP. L. DREVET

L'HIPPOPHAGIE

SON HISTOIRE SON AVENIR

SON ÉTUDE AU POINT DE VUE DE L'HYGIÈNE PUBLIQUE

PAR

G. RECORDON

Médecin vétérinaire de l'arrondissement de Corbeil
Membre du Conseil d'Hygiène et de Salubrité
Membre de la Société de Médecine vétérinaire pratique
Membre de la Société nationale d'Encouragement à l'Agriculture
Officier d'Académie, etc., etc.

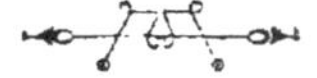

PARIS

CHEZ ASSELIN ET HOUZEAU

Libraires de la Faculté de Médecine

PLACE DE L'ÉCOLE DE MÉDECINE

—

1885

On écrit l'histoire pour raconter, non pour prouver.
De Barante

Faire en quelques mots l'Histoire de l'Hippophagie, constater son développement progressif et ses avantages au point de vue économique ; étudier les causes qui tendent à s'opposer à l'emploi de ce mode d'alimentation et indiquer enfin les dangers qui peuvent résulter de la manipulation des viandes malsaines : tel a été notre but en publiant ce petit ouvrage.

Nous nous sommes proposé de recueillir ici les documents les plus intéressants parus jusqu'à ce jour, en y ajoutant nos observations personnelles.

L'Hippophagie a ses fervents et ses détracteurs ; mais, malgré les entraves apportées à son extension par des préjugés surannés, le lecteur ne verra pas sans intérêt, croyons-nous, les considérations qui militent en sa faveur.

Les services rendus à l'humanité par l'utilisation de la chair du cheval et des autres solipèdes sont indiscutables.

L'avenir nous montrera les bienfaits de l'Hippophagie, destinée par sa vulgarisation à augmenter dans de notables proportions le bien-être public.

C'était là le vœu d'Isidore-Geoffroy Saint-Hilaire, quand il s'écriait :

« N'est-il pas absurde de perdre, par toute la France,
« des millions de kilogrammes de bonne viande, quand
« des millions d'hommes en sont privés ! »

Juillet 1885

I

L'Hippophagie a existé de tout temps.

Il serait extraordinaire, en effet, que les peuples anciens n'eussent pas recherché, pour leur nourriture, la chair du cheval, au même titre que celle des autres herbivores.

Les Barbares du nord de la Germanie, les Celtes et tous les habitants des contrées septentrionales sacrifiaient des chevaux à leurs dieux, ainsi que nous l'apprend Keysler ; et, comme la chair de ces victimes composait le mets principal des festins solennels qui suivaient ces sacrifices, l'horreur qu'inspiraient ces faux actes de religion se répandit sur tout ce qui y entrait : d'où le zèle du clergé, qui, pour détruire cette coutume, crut devoir faire regarder cette chair comme impure et ceux qui en usaient comme immondes (1).

« Le sacrifice du cheval, dit M. de Quatrefages, jouait un grand rôle dans les rites religieux des peuples venus d'Asie : manger de la viande de cheval, c'était faire acte d'idolâtrie.

« Dans un retour aux croyances de leurs ancêtres, les Saxons, le même jour et pour les mêmes motifs, massacrèrent les prêtres chrétiens et mangèrent du cheval.

« Il est tout simple que les foudres de Rome soient tombées sur un aliment dont l'usage se rattachait à une religion ennemie et réveillait d'aussi sanglants souvenirs » ; aussi la coutume de l'Hippophagie fut-elle combattue par les apôtres du Christianisme.

Le passage original d'une lettre adressée par le pape Grégoire III à saint Boniface, évêque de Germanie (731-740) est trop remarquable pour n'être pas cité ici :

« Vous m'avez marqué, dit ce pontife, que quelques-uns man-
« geaient du cheval sauvage et la plupart du cheval domestique ;
« ne permettez pas que cela arrive désormais, très saint frère ;
« abolissez cette coutume par tous les moyens possibles, et impo-
« sez à tous les mangeurs de chevaux une juste pénitence ; ils sont
« immondes, et leur action est exécrable. » (2)

---

(1) Keysler, *Antiquitates selectæ septentrionales*, 1720.

(2) — Extrait du *Journal des Savants*, p. 84, 1721.

On comprend l'impression que laissèrent ces anathèmes dans l'esprit des néophytes. Mais plus tard, quand la lutte eut cessé, l'effet survécut à la cause, qui peu à peu fut oubliée, et la tradition se transforma : la viande de cheval n'était plus impure, abominable au point de vue religieux ; cependant elle resta dans l'esprit des populations, comme aliment malsain ou tout au moins immangeable, et cela à leur grand préjudice.

Le Danemarck, la Hollande, l'Autriche, l'Allemagne, la Belgique, l'Italie et une partie de la Russie font entrer dans leur alimentation la chair du cheval depuis des siècles. Cet usage est aujourd'hui passé dans les mœurs des habitants de ces contrées.

Seuls, les peuples de l'Orient ont conservé une répulsion marquée pour cette viande.

Le Coran, sans la proscrire d'une façon absolue, conseille néanmoins aux mahométans de s'en abstenir. Ces derniers observent encore aujourd'hui.cette recommandation ; nous avons eu l'occasion d'en juger par nous-même (1).

---

(1) Chargé, pendant la campagne de 1870-1871, du service vétérinaire de l'escadron des spahis, nous fîmes abattre, pour cause de blessures et accidents, plusieurs chevaux de cet escadron, lesquels étaient débités sur place ; or, nous n'avons jamais pu faire accepter à un Arabe le plus petit morceau de cheval, et cela dans un moment où la faim se faisait sentir avec le plus d'intensité. (*Note de l'auteur.*)

II

L'Hippophagie a été introduite dans les Gaules, lors de l'invasion de celles-ci par les Francs.

Etudions-la, à une époque plus rapprochée de nous : au xviiie siècle.

Nous avons trouvé à ce sujet de précieux renseignements dans les notes formant l'appendice d'un ouvrage fort rare aujourd'hui, intitulé : *Recherches et considérations sur l'enlèvement et l'emploi des chevaux morts,* Paris, 1827 (1).

Il résulte des renseignements fournis par ces *Recherches* et des documents tirés des *Archives de la Préfecture de Police,* t. xxxiii, p. 608, qu'à diverses époques du siècle dernier on a tour à tour autorisé et empêché la vente de la viande de cheval.

C'est en 1739 que nous voyons, pour la première fois, la police interdire dans Paris la vente de cette chair et poursuivre à outrance ceux qui allaient en chercher à Montfaucon pour la débiter ensuite. L'ordonnance, du 11 septembre de cette année dit que cette défense existait depuis longtemps, mais que plusieurs personnes trouvaient toujours le moyen de se soustraire à la surveillance qu'on exerçait contre elles, en prenant des chemins détournés.

Dans l'ordonnance de police du 19 mars 1762, et dans celle du 31 mars 1780, on voit qu'on faisait usage, à ces deux époques, de la chair du cheval, et que l'autorité cherchait, par toutes les voies possibles, les moyens de l'empêcher, *afin de prévenir les maladies que l'usage de pareilles chairs ne pouvait manquer d'occasionner.*

Rien n'a pu nous apprendre si, depuis lors jusqu'à la Révolution, on s'occupa de surveiller le débit de la chair du cheval ; mais il est certain qu'on en fit grand usage pendant la disette que cette Révolution occasionna.

---

(1) Travail demandé par M. Delavau, conseiller d'Etat, préfet de police, et exécuté par une Commission spéciale composée de MM. d'Arcet, membre du Conseil de salubrité, président; Huzard, membre du Conseil de salubrité ; Rohault, architecte de la Préfecture de police, commissaire de la petite voirie; Damoiseau, expert vétérinaire de la Préfecture de police; Parton, inspecteur général de la salubrité; et Parent-Duchatelet, membre du Conseil de salubrité, secrétaire rapporteur.

Huzard, qui, en sa qualité de membre du Conseil de salubrité, était bien renseigné à cet égard, assure que pendant six mois une partie de la viande consommée à Paris provenait de chevaux abattus, et qu'il n'en résulta pas le moindre inconvénient, même pour ceux qui en firent une consommation journalière. Quelques particuliers, il est vrai, ayant découvert l'origine de cette viande, firent des plaintes, consignées dans les procès-verbaux des commissaires de police de l'époque, mais aucun des procès-verbaux ne parle de maladies ou même d'indispositions occasionnées par cette nourriture.

L'abondance étant revenue, la chair du cheval cessa d'être employée comme aliment jusqu'en 1803, année où son usage fut de courte durée par suite d'accusations portées, dans le mois de fructidor, contre ceux qui en faisaient le commerce ou la débitaient aux indigents.

Elle fut de nouveau recherchée en 1811, époque où la cherté des vivres et la rareté du travail mettaient les malheureux dans la nécessité de recourir à tous les moyens pour pourvoir à leur subsistance.

Les *Notes* précitées nous apprennent que dans cette année (1811) les commissaires de police de la capitale saisirent des quantités considérables de cette viande chez un certain nombre de gargotiers des quartiers indigents, particulièrement près des Halles, dans plusieurs endroits du faubourg Saint-Marceau, dans les rues de la Huchette, de Saint-Victor, etc.

M. Pasquier, alors préfet de police, craignant que l'usage de cette viande, dont on ne connaissait qu'imparfaitement la provenance, ne devînt général et n'occasionnât des maladies, consulta le Conseil de salubrité pour savoir jusqu'à quel point se trouvaient fondées les craintes que faisait naître la nourriture fournie par la chair des chevaux, et s'il était bon d'en permettre ou d'en interdire l'entrée dans Paris.

Cette question fut étudiée avec soin. On prouva, sans difficulté, que la chair des animaux morts d'apoplexie, de chutes, de fractures, de vieillesse, etc., pouvait être mangée impunément; mais les avis furent partagés sur l'emploi de la chair des animaux morts; et dans l'embarras où se trouva le Conseil pour donner au magistrat qui le consultait une réponse satisfaisante, il aima mieux laisser indécise cette partie de la question. Cependant, considérant la salubrité bien connue de cette viande dans le plus grand nombre des cas et les services qu'elle rendait pour la nourriture des animaux, il se contenta de proposer que le travail de l'équarrissage fût régularisé. Il demanda en même temps pour son débit dans la ville *un lieu particulier, qui serait désigné au public, et où les consommateurs iraient acheter ce qu'il leur faudrait.*

C'est sur les conclusions de ce rapport et sur un travail particulier des bureaux de l'Administration qu'est basée l'ordonnance du 24 août 1811, qui, après quelques dispositions générales, prescrit aux équarrisseurs *d'abattre et d'équarrir, dans le jour, les animaux vivants qui leur seraient amenés ; de ne dépouiller qu'en présence d'un expert-vétérinaire ceux qui seraient morts ou atteints de maladies charbonneuses, et qui leur défend, ainsi qu'à tout autre, de vendre de la chair de cheval et d'autres animaux livrés à l'équarrissage.* (Collection Lamoignon.) (1)

Le principal motif de cette interdiction fut, paraît-il, la crainte que s'il venait à se manifester quelque maladie dans la ville, on ne l'attribuât à l'usage de cette viande, et que la faute n'en fût rejetée sur l'Administration.

Celle-ci ne tarda pas cependant à se relâcher de cette sévérité excessive. A la demande d'un grand nombre de particuliers qui, par suite de la cherté du pain, ne pouvaient plus nourrir leurs animaux, on accorda l'autorisation de faire entrer de la viande de cheval à tout individu qui présenterait un certificat du commissaire de police de son quartier affirmant la moralité du pétitionnaire et indiquant l'usage qu'il voulait en faire.

Cette permission, retirée en 1814, fut accordée de nouveau en 1816 ; elle subsiste encore aujourd'hui. (2)

---

(1) Cette collection, que le président Lamoignon fit faire pour sa bibliothèque, renferme toutes les Ordonnances de police qui ont été rendues depuis les temps les plus reculés de notre histoire, et peut être regardée comme une source inépuisable de documents précieux.

(2) *Recherches et Considérations, etc.* p. 18 et suivantes.

III

Montrons maintenant que cette nourriture, recherchée alors, convient autant aux estomacs de nos contemporains qu'à ceux de nos ancêtres.

Voici d'abord sur cette question l'opinion du baron Larrey, médecin en chef des armées du premier Empire :

« La chair musculaire du cheval, surtout celle du train de derrière peut, dit-il, servir à la confection de la soupe, surtout si l'on y joint une certaine quantité de lard ; elle peut être encore employée en grillades et en bœuf à la mode, avec l'assaisonnement convenable.

« Le foie peut être aussi employé et préparé de la même manière que celui des bêtes à cornes ; il est même, à ce qu'il paraît, plus délicat que celui qui provient de celles-ci. Ce mets, continue le baron Larrey, était surtout recherché par nos compagnons de la campagne de Russie, qui en ont tous fait le plus grand éloge.

« Tout le monde sait d'ailleurs que la chair des chevaux est la principale nourriture des peuples de la Tartarie asiatique. J'en ai moi-même fort souvent fait faire usage, avec le plus grand succès, aux soldats et aux blessés de nos armées.

« Dans quelques-unes de nos campagnes du Rhin, de la Catalogne et des Alpes-Maritimes, j'en ai fait donner en plusieurs circonstances à nos soldats ; mais c'est surtout pendant le siège d'Alexandrie, en Égypte, qu'on a tiré de cette viande un parti extrêmement avantageux. Non seulement elle a conservé la vie aux troupes qui ont défendu cette ville, mais encore elle a puissamment concouru à la guérison et au rétablissement des malades et blessés que nous avions en grand nombre dans les [hôpitaux ; elle a même contribué à faire disparaître une épidémie scorbutique qui s'était emparée de toute l'armée.

« On faisait journellement des distributions régulières de cette viande, et fort heureusement que le nombre des chevaux a suffi pour conduire l'armée jusqu'à l'époque de la capitulation. Ces animaux, de la race arabe, étaient très maigres, à raison de la pénurie des fourrages, mais ils étaient généralement jeunes.

« Pour répondre aux objections qui avaient été faites par beaucoup de personnages marquants de l'armée et surmonter la répugnance du soldat, je fus le premier à faire tuer mes chevaux et à manger de cette viande.

« Au siège d'El-Arich, en Syrie, après avoir consommé les chameaux que nous avions pour la nourriture des malades et des blessés qu'on laissa dans le fort, nous fûmes obligés de recourir à la viande de cheval, qui nous réussit très bien.

« A la bataille d'Eylau, pendant les premières vingt-quatre heures, j'ai dû nourrir encore mes blessés avec de la chair de cheval préparée en soupe et en bœuf à la mode ; mais, comme les objets d'assaisonnement ne nous manquèrent pas dans cette circonstance, les blessés ne distinguèrent presque pas cette viande de celle du bœuf. Nous devons dire aussi que les chevaux qui furent consacrés à cet usage étaient jeunes et dans un état d'embonpoint satisfaisant.

« Après la bataille d'Essling, isolés dans l'île de Lobau avec la majeure partie de l'armée française et environ six mille blessés (les ponts de communication ayant été brisés), nous fûmes privés de toute ressource pendant trois jours. Pour calmer, dans cette circonstance critique, la faim et l'impatience de ces infortunés, je leur fis faire de la soupe avec la chair d'une assez grande quantité de chevaux dispersés dans cette île, et qui appartenaient à des généraux et à des officiers supérieurs. La cuirasse pectorale des cavaliers démontés et blessés eux-mêmes servait de marmite pour la coction de cette viande, et au lieu de sel, dont nous étions entièrement dépourvus, elle fut assaisonnée avec de la poudre à canon. J'eus le soin seulement de faire décanter le bouillon en le versant d'une cuirasse dans une autre, à travers une toile, et après l'avoir laissé clarifier par le repos. Tous nos soldats trouvèrent cette viande et ce bouillon d'une très bonne qualité.

« Ici, je donnai également l'exemple par le sacrifice de l'un de mes chevaux, et je fis usage de cette même nourriture, avec cette différence que j'avais pu conserver du sel et un peu de biscuit, qui me servit à faire la soupe.

« Le maréchal Masséna, commandant en chef ces troupes, se trouva fort heureux de partager mon repas, et en parut très satisfait.

« Ainsi, dit toujours le baron Larrey, l'expérience démontre que l'usage de la viande de cheval est très convenable pour la nourriture de l'homme ; elle me semble surtout très nourrissante, parce

qu'elle contient beaucoup d'*osmazóme* (1). Le goût en est généralement agréable ; seulement cette chair est plus ou moins filan-
dreuse, selon la maigreur et l'âge de l'animal. Pourquoi, ajoute ce
chirurgien célèbre, ne pas tirer parti, pour la classe indigente et
pour les prisonniers, des chevaux que l'on tue tous les jours à
Paris ? »

Nous ne pouvons résister au désir de citer encore quelques ex-
traits d'un ouvrage auquel nous avons fait déjà de nombreux em-
prunts :

Le baron de Tott raconte dans ses *Mémoires*, p. 211, « qu'ayant
été admis à la table du Kan des Tartares, Krim-Gueray, on y servit
d'excellentes côtes de cheval fumées sur le bon goût desquelles les
éloges ne tarirent pas. »

Le docteur Berthollet, neveu du célèbre chimiste de ce nom et
qui a exercé longtemps la médecine à Tarente (Royaume de Naples),
dit, « que le peuple de cette ville mangeait avec plaisir de la chair
de cheval ; qu'elle y était vendue publiquement, à la livre ; que le
débit en était toujours prompt, etc. »

« Le foie surtout était considéré comme un morceau délicat : on
l'accommodait de la même manière que celui des autres animaux
de boucherie. »

Géraud, médecin distingué du siècle dernier et philanthrope, raconte dans ses ouvrages « que l'on retirerait une utilité très grande
de la chair du cheval en s'en servant comme nourriture. »...

... Après quelques développements, il ajoute :

« Il entre furtivement, dans les grandes villes, une quantité considérable de chair de cheval et d'âne qui, après la barrière, est
vendue sous le nom de bœuf, de veau, etc., et on donne cette
viande à meilleur compte que celle sous le nom de laquelle elle est
vendue... Pourquoi, ajoute encore Géraud, n'aurions-nous pas des
étaux de boucherie où l'on vendrait publiquement cette viande ?
Elle serait d'une grande ressource, surtout dans les temps où la
chair de nos animaux ordinaires est à un prix qui ne permet pas
aux malheureux de s'en nourrir. » (2)

---

(1) L'Osmazòme est cette partie éminemment sapide des viandes qui
est soluble à l'eau froide, et qui se distingue de la partie extractive en ce
que cette dernière n'est soluble que dans l'eau bouillante.
C'est l'Osmazòme qui fait le mérite des viandes.
                              BRILLAT-SAVARIN. — *Physiologie du Goût.*
(2) *Mémoires de l'Académie des Sciences*, année 1766.

Géraud, comme médecin, attribue plusieurs maladies des ouvriers à la privation de viande ; il préférait pour eux la chair du cheval aux viscères des animaux, poumons, foie, rate, etc., que leur fournissent les tripiers. « Si la vente de la viande du cheval, dit-il, « était libre, elle serait meilleure et plus avantageuse, parce que « l'on tuerait l'animal encore bien portant, sans attendre qu'une « maladie, un accident ou la vieillesse le fit périr. »

IV

Si, en France, on a réglementé la vente du cheval comme alimentation publique depuis le commencement du xix⁰ siècle, le Danemarck nous a devancés dans cette voie.

Voici à ce sujet une note que nous retrouvons dans l'ouvrage cité plus haut : « Le Danemarck est le premier pays où l'on ait autorisé la vente publique de la chair de cheval dans les mêmes boucheries où se vendait celle des autres animaux ; on ne pouvait servir que les quatre quartiers, et, pour que le public ne fût pas trompé et pût lui-même, en achetant cette viande, avoir la certitude qu'elle provenait d'une bête saine, on laissait adhérer au quartier le sabot, sur lequel la police avait, du vivant de l'animal, fait une marque à l'aide d'un fer rouge. »

Cette chair est moins employée de nos jours en Danemarck qu'il y a quelques années, non qu'on lui ait reconnu quelques inconvénients, mais parce que le prix des chevaux s'est tellement accru, qu'on n'a plus aujourd'hui d'avantages à l'exploiter ainsi. On continue néanmoins à nourrir les prisonniers avec la chair des chevaux reconnus hors de service.

En Allemagne, on a installé à peu près partout des boucheries hippophagiques libres où les viandes sont vendues à des prix relativement peu élevés.

En Autriche, les boucheries de cheval sont en très grand nombre aujourd'hui. Dans les faubourgs de Vienne des milliers de solipèdes sont livrés annuellement à la consommation ; et que l'on ne suppose pas que ces animaux soient tous vieux, usés, malades ! Non : la plus grande partie des chevaux sacrifiés pour l'étal sont jeunes et en bon état de santé.

Voici l'explication que nous avons donnée de ce fait : (1) Il existe

---

(1) Recordon. — *Alimentation par la viande de cheval*, l'*Indépendant de Seine-et-Oise,* 7 nov. 1880.

sur les bords du Danube, dans toute la Basse-Autriche et en Hongrie, d'immenses prairies où l'élevage du cheval se fait sur une vaste échelle ; or, tous les jeunes animaux qui pèchent par défaut de conformation ou ne paraissant pas devoir être, à l'âge adulte, bons pour le commerce, l'exportation ou le service de l'armée, sont livrés à prix réduits aux courtiers des boucheries hippophagiques.

A ce contingent il faut ajouter ceux qui sont blessés par divers accidents et par suite tarés, accidents fréquents chez des poulains abandonnés à eux-mêmes dans les pâturages, où ils vivent à l'état demi-sauvage une grande partie de l'année.

V

L'Hippophagie a joué un rôle important à certaines périodes critiques de notre histoire contemporaine.

Lors de la guerre de Crimée (1854-1855), la division Dallonville, à Eupatoria, et la division d'Auteville, à Baïdar, conservèrent, grâce à cette nourriture substantielle, leur santé et leur [énergie, tandis que les Anglais souffrirent cruellement de la privation de viande.

Pendant les sièges de Paris et de Metz, elle a été durant de longs mois l'unique aliment d'une nombreuse population civile et militaire.

A Paris, il se forma en 1870 un Comité dont le but était de répandre, par tous les moyens possibles, l'usage de la viande du cheval et d'autres animaux jusqu'alors étrangers au commerce de la boucherie.

Un banquet, organisé par les soins de ce Comité, eut lieu sous la présidence de M. Geoffroy Saint-Hilaire, entouré d'une foule de notabilités qui avaient tenu à honneur d'encourager par leur présence des essais tentés dans un but humanitaire.

Parmi les invités on remarquait : MM. de Quatrefages (de l'Institut), et A. Richard, du Cantal, vice-présidents de la Société Nationale d'Acclimatation ; Desmarets, avocat, maire du IIIe arrondissement ; Decroix, le zélé propagateur de l'usage alimentaire de la viande de cheval et l'un des principaux organisateurs du banquet ; Graux, fils du créateur de la race ovine soyeuse ; Degient, Gérondeau ; P. de Grandmont, etc., etc.

Voici, d'après la *Revue Britannique* (novembre 1871), le menu de ce banquet :

POTAGE :
Consommé de cheval au millet.
RELEVÉS :
Brochettes de foie de chien à la maitre-d'hôtel :
Émincé de râble de chat, sauce mayonnaise.
ENTRÉES :
Épaules de filets de chien braisés, sauce tomate :
Civet de chat aux champignons ;
Côtelettes de chien aux petits pois :
Salmis de rats, sauce Robert.

Rôts :
Gigots de chien, flanqués de ratons, sauce poivrade.

Légumes :
Bégonias au jus.

Entremets :
Plum-pudding au rhum et à la moëlle de cheval.

Malgré l'originalité de ce menu, tous les plats furent réputés ex-cellents. Il est vrai que, la faim aidant, l'art du cuisinier ne fut pas étranger à ce succès. Il s'agissait alors de faire voir à la population parisienne que beaucoup de mets qui lui répugnaient étaient parfaitement mangeables, et il importait alors de faire disparaître les préventions qui existaient à cet égard (1).

Précédemment, en 1865, avait été donné un banquet, composé exclusivement de viande de cheval, comme on en peut juger par la carte suivante :

Consommé :
Vermicelle au bouillon de cheval.

Hors-d'œuvre :
Saucisson et charcuterie de cheval.

Plats de viande :
Cheval bouilli, cheval à la mode, ragoût de cheval,
Filet de cheval aux champignons.

Légumes :
Pommes de terre sautées à la graisse de cheval.

Salade :
Salade à l'huile de cheval.
Etc., etc.

A la fin de ce banquet, M. de Quatrefages, son organisateur, s'é-criait en s'adressant à ses nombreux convives : « Immangeable la « viande de cheval ? Messieurs vous venez d'en juger... Sans doute « le talent des cuisiniers est pour quelque chose dans ce résultat ; « sans doute le bouillon d'un ouvrier sans travail, d'une veuve « infirme et malade ne saurait lutter avec des mets préparés par « une main habile ; mais la différence ne se manifesterait-elle pas « pour le mouton, pour le bœuf lui-même ? »

---

(1) Recordon. — *L'Indépendant de Seine-et-Oise* (7 nov. 1880).

VI

Examinons à présent la question au point de vue économique :

M. Goubaux, d'Alfort, a établi que trois chevaux, plutôt maigres que gras, donnaient, pour 100 kilogrammes de poids vif, 55 kilogrammes de viande nette, et que le rendement en viande nette est supérieur à celui du bœuf, dans la proportion de 55 à 52. Ajoutons que la viande de cheval est plus nourrissante que cette dernière.

D'après M. le baron Guerrier de Dumast, elle possède une puissance nutritive qui surpasse d'un septième celle de la meilleure viande de bœuf. « En général, dit-il, la viande de bœuf provient d'animaux jeunes, engraissés vite et à outrance avec de l'herbe, des betteraves, des pommes de terre, des résidus de fabriques et d'autres matières très aqueuses ou oléagineuses, tandis que la viande de cheval est fabriquée lentement, avec des matières substantielles : foin, paille, avoine, ce qui rend la viande moins creuse, moins lymphatique, moins chargée de graisse et plus digestive.

« Nous ne voulons pas en conclure que la viande d'un cheval de quinze à vingt ans vaille celle d'un bœuf de cinq à six ans ; mais, de vieux cheval à vieux bœuf, tout l'avantage de la comparaison est pour le premier. » (1)

Telle était aussi l'opinion d'un homme compétent, s'il en fut, M. U. Leblanc, de l'Académie de médecine, dont l'adage favori était : « Vieux bœuf, mauvaise viande ; vieux cheval bonne viande. »

M. Magne pense que le prix élevé du cheval empêchera toujours que sa chair soit servie sur nos tables comme celle du bœuf, du veau ou du mouton.

M. Decroix réfute cet argument en ces termes : « Les chevaux hors de service pour cause de vieillesse, d'usure prématurée, d'accidents divers, valent actuellement une vingtaine de francs ; souvent cette valeur s'abaisse à 15 fr. M. Magne et ceux qui partagent son opinion me paraissent se fonder sur ce que, à un point de vue général, il faut plus d'argent pour avoir un bon

---

(1) La chair des vieux animaux contient plus d'*osmazôme* que celle des jeunes ; les viandes noires en contiennent plus que les viandes blanches. On sait que l'osmazôme renferme une très notable proportion d'azote.

cheval que pour avoir un bon bœuf. Mais il ne s'agit pas de faire manger des chevaux de 1500 fr.: au contraire, d'utiliser la viande saine des animaux impropres au service, et par conséquent d'un prix peu élevé, de 15 à 100 fr. au plus. La viande du cheval ne sera donc pas trop chère ».

Quoi qu'il en soit, l'usage de cette viande se répand de plus en plus :

En 1842, la vente de la chair de cheval était officiellement autorisée et réglementée en Bavière, dans plusieurs villes, notamment à Munich.

Depuis 1855 des boucheries hippophagiques s'ouvrirent librement dans tous les états de l'Allemagne, sous le nom de Freibänke (1), A Berlin, en 1868, 1302 chevaux furent livrés à l'alimentation publique.

Pendant la même année, on abattit à Vienne 1954 chevaux qui fournirent en moyenne 350 livres de viande nette.

Il existe à Altona trois boucheries débitant chacune 550 chevaux au moins par an.

A Vilvorde, près Bruxelles, le commerce de la viande de cheval se fait concurremment avec celui des autres animaux de boucherie.

En France, les progrès de l'Hippophagie ont été plus lents.

Les premières boucheries de cheval créées à Paris en 1865, au nombre de trois, étaient situées dans les quartiers populeux de Saint-Marceau et de Popincourt.

L'année suivante, un restaurant spécial, où l'on ne servait aux consommateurs que de la chair de cheval, d'âne et de mulet, fut ouvert au quartier latin.

M. Villain, chef du service de l'inspection de la boucherie de Paris, nous apprend qu'il existe actuellement dans la capitale plus de quatre-vingts étaux débitant de la viande de cheval, sous toutes ses formes, et où l'on tue, en moyenne, par mois, huit cents chevaux, soixante-dix ânes, plus un certain nombre de mulets (2).

D'autres villes : Lyon, Bordeaux, Marseille, Lille, doivent à l'initiative privée la création d'établissements hippophagiques tenus avec soin sous la surveillance de l'autorité, où l'on débite, à un prix relativement peu élevé, d'excellente viande ne le cédant en rien à celle du bœuf, qu'elle surpasse même en valeur nutritive.

---

(1) Mot qui signifie *étaux libres.*

(2) Villain. — *Les animaux de boucherie du marché de Paris et les viandes insalubres,* Paris, 1883.

VII

En résumé, tous ces faits, observés sur des points du globe éloignés les uns des autres, dans des circonstances différentes et par des hommes d'époques et de nationalité diverses, démontrent mieux que nous n'aurions pu le faire l'utilité réelle de la chair du cheval, employée comme aliment.

Il est donc prouvé que cette dernière ne convient pas seulement aux sujets robustes, mais encore aux malades et aux blessés, dont elle répare les forces et hâte la convalescence ; que, loin de déterminer des maladies, son usage a fait disparaître une épidémie scorbutique (siège d'Alexandrie, 1798), et qu'il n'est pas absolument nécessaire que les animaux soient jeunes et gras, puisqu'on a pu obtenir les mêmes résultats avec des chevaux exténués de fatigue, souffrant de la faim et par cela même réduits à une maigreur extrême.

Nous demeurons donc convaincu que si la chair de cheval a paru dure à certaines personnes qui s'en sont nourries exceptionnellement, c'est qu'elle leur avait été servie dans des conditions défavorables, ou bien qu'elle n'avait pas été conservée le temps nécessaire à son amélioration car la meilleure viande de nos boucheries est parfois dure, coriace, immangeable quand l'animal qui l'a fournie a été récemment sacrifié.

Mais, si la chair des solipèdes est un aliment précieux quand elle provient d'animaux sains ; si dans certaines circonstances critiques elle a rendu d'incontestables services ; si cette viande a, comme l'a affirmé Larrey, la propriété de guérir le scorbut des armées en campagne ; si elle est enfin d'une grande ressource pour les classes laborieuses, auxquelles les autres viandes sont interdites par suite de leur prix élevé, il est de toute nécessité que cette chair soit débitée dans des boucheries spéciales, inspectées avec soin.

C'est surtout dans les centres industriels que ces établissements donneront de bons résultats au point de vue de l'économie domestique et de l'hygiène : la viande du cheval, de l'âne et du mulet étant destinée à entrer, de plus en plus, dans le domaine de l'alimentation publique.

VIII

Jusqu'ici, nous ne nous sommes occupé que des viandes bien conservées et provenant d'animaux sains.

Etudions-les maintenant quand elles sont arrivés à un certain degré de décomposition ou qu'elles sont altérées par suite de maladies organiques.

A part la répugnance que l'on éprouve généralement pour ces viandes, peuvent-elles donner lieu à des accidents, au point de vue alimentaire?

Examinons tout d'abord ce qui se passe chez les carnassiers :

Ces derniers se nourrissent indistinctement de la chair de tous les animaux, quelle que soit la maladie à laquelle ceux-ci aient succombé et quel que soit aussi le degré de putréfaction de leurs cadavres. Leur santé n'en parait pourtant pas altérée : fait qui peut se vérifier tous les jours sur les chiens et, du reste, sur les animaux du Jardin des Plantes, nourris dans ces conditions.

Il est fait mention, dans les *Mémoires de l'Académie des Sciences*, d'un lion qui vivait, au commencement de ce siècle, vers 1807, à la ménagerie du Muséum et qui fut atteint d'une maladie de peau très remarquable (?), attribuée à la nourriture donnée à cette époque, et qui consistait en débris de chevaux affectés de gale, de farcin, de morve, etc., morts ou sacrifiés dans les hôpitaux de l'École vétérinaire d'Alfort.

Pourquoi attribuer cette maladie à la nature des aliments? Pourquoi enfin ne s'est-elle manifestée que chez cet animal seulement et non chez les autres carnassiers soumis au même régime?

Il est reconnu aujourd'hui que tous les corps actifs exercent sur les animaux, et en particulier sur le chien, la même action que chez l'homme, ainsi que le démontrent les nombreuses expériences entreprises dans ce sens par Magendie, Orfila et d'autres savants physiologistes. N'est-on pas, dès lors, autorisé à conclure que, si l'animal peut sans inconvénients se nourrir exclusivement de chairs en état de décomposition ou provenant d'animaux atteints de maladies contagieuses, il en sera de même pour l'homme, qui a pour lui l'avantage de soumettre ses aliments à la cuisson (1).

Ces considérations suffisent pour rassurer le physiologiste et le médecin sur l'emploi passager et non exclusif d'une viande de qualité inférieure provenant de sujets malades, mais elles ne tranquilliseront pas complètement le public, toujours craintif et facile à alarmer.

Ces craintes sont chimériques ; car supposons d'abord que ces viandes aient subi un commencement de décomposition, seront-elles malsaines dans ce premier cas ?

Il est peu de gens qui, par leur expérience personnelle, ne se soient convaincus du contraire : Les lièvres, les faisans, les perdreaux, les bécasses et autres gibiers ne sont le plus souvent servis sur nos tables qu'à un certain degré d'altération putride qui leur donne une odeur *sui generis* et un goût particulier. Or, tout le monde a mangé de la viande *faisandée* et jamais personne, que nous sachions, ne s'en est trouvé incommodé (2).

Plusieurs peuplades sauvages ne préparent les différentes chairs d'animaux et de poissons dont elles se nourrissent qu'en les accumulant en tas et en y laissant développer la fermentation (3). Tous les voyageurs, qui ont visité ces peuplades parlent de leur bonne et brillante santé.

Ne sait-on pas d'ailleurs que le suc gastrique a la propriété d'ar-

---

(1) La cuisson, non seulement rend les aliments plus appétissants et plus digestifs, mais elle a en outre pour effet de détruire les organismes-germes, les *baciles*, les *microbes*, qui, ainsi que l'a démontré expérimentalement M. Pasteur, jouent un rôle prépondérant dans la transmission de certaines maladies.

La cuisson, aussi, fait disparaître les *ptomaïnes*, ces alcaloïdes des cadavres, dont on s'est beaucoup occupé dans ces derniers temps. *(Note de l'Auteur.)*

(2) On parle toujours des dangers de la consommation de viandes provenant d'animaux malades ou mal saignés. Quelle importance attacher à la consommation de pareilles viandes, lorsqu'on songe à la quantité considérable de gibier avancé *(faisandé,* c'est le mot) vendue tous les jours et consommée sans inconvénients ? — Sanson : *Bulletin de la Société Centrale de Médecine vétérinaire,* année 1883, p. 77.

(3) La putréfaction éteint aussi la virulence dans les matières contagieuses, ainsi que l'a démontré Renault, par des expériences faites sur la morve aiguë, le sang charbonneux et le choléra des poules. Dans ces expériences, les matières virulentes avaient été éprouvées fraîches et reconnues actives, tandis qu'apsès la putréfaction elles étaient devenues inertes. — H. Bouley : *Eloge de M. Eugène Renault à la Société centrale de Médecine vétérinaire.* (Octobre 1882.)

rêter ou même de détruire, dans l'estomac, la putréfaction des corps avec lesquels il se trouve en contact, ainsi que l'a démontré Spallanzani ; ce qui explique pourquoi les animaux et l'homme lui-même peuvent sans danger ingérer des substances organiques qui se trouvent dans cet état.

Pendant la Révolution, on tua successivement plus de trois cents chevaux morveux à Saint-Germain-en-Laye ; tous furent, ainsi que l'affirme Huzard, enlevés et mangés par les pauvres de cette ville, qui n'en éprouvèrent aucune indisposition.

Pareille chose arriva quelques années après dans les bois de Vincennes, où les professeurs de l'Ecole d'Alfort firent conduire et abattre un grand nombre de chevaux atteints de farcin et de morve. Les habitants des villages voisins les mangeaient tous au fur et à mesure qu'ils y étaient conduits : aucune maladie ne s'est déclarée parmi eux.

Le docteur Berthollet, déjà cité, rapporte qu'à Tarente les chevaux morts de maladies aiguës étaient constamment dépecés par ceux qui les menaient à la voirie ; que les gens du peuple n'éprouvaient aucune répugnance à les manger, et qu'il n'y avait pas d'exemple que cette viande eût fait éprouver le moindre accident à ceux qui en faisaient un usage presque habituel. *(Mémoires de l'Académie des Sciences)*.

Le baron de Tott dit, dans ses *Mémoires* (page 91) « que c'est particulièrement lorsqu'un accident fait périr le cheval d'un Tartare, qu'ils se régalent de sa chair, pourvu toutefois qu'ils puissent être à temps de saigner l'animal.... Ils suivent également ce précepte du mahométisme sur les animaux malades, observant toutes les périodes de la maladie, afin de saisir le moment où leur avarice, condamnée à perdre la valeur de l'animal, leur appétit peut encore se ménager le droit de s'en repaître, en tuant l'animal un instant avant sa mort. »

IX

Nos regrettés maîtres, **MM. E. Renault (1)**, Delafond, puis **M. De**croix, que nous nous plaisons à citer, ont affirmé et prouvé, nombre de fois, que l'on pouvait impunément manger toutes sortes de viandes, quels que soient leur provenance, leur qualité et leur degré d'altération, et que quand bien même ces viandes auraient été prélevées sur des animaux morts ou abattus pour cause de maladies contagieuses, on n'éprouvait en les mangeant aucune indisposition (à la condition cependant qu'elles fussent parfaitement cuites).

C'est ainsi que M. Decroix, le grand propagateur de l'idée hippophagique, en France, payant de sa personne, a mangé à diverses reprises de la chair provenant d'animaux atteints de morve, de farcin, de typhus, de charbon, de rage, etc., sans en avoir jamais été incommodé.

S'appuyant sur ce principe que la cuisson et la digestion purifient tout, M. Decroix a mis en pratique les théories de Spallanzani, de Magendie, d'Orfila et d'autres expérimentateurs illustres, et est devenu, par cela même, le continuateur des Géraud, des Berthollet, des Geoffroy Saint-Hilaire, qui, alliant la philanthropie à la science, ont étudié avec passion certaines questions importantes de l'économie domestique et contribué ainsi, pour une large part, au bien-être de l'humanité.

Mais, tout en reconnaissant avec les auteurs dont nous venons de parler que si les viandes fournies par des animaux atteints de maladies contagieuses ne peuvent donner lieu à aucune incommo-

---

(1) M. E. Renault a nourri exclusivement, pendant plusieurs mois, des chiens et des porcs avec de la viande crue de chevaux morveux et n'a jamais pu faire contracter la morve à ces animaux. Aussi, les cas de morve signalés dans ces derniers temps sur le chien (M. Ménard, *Bulletin de la Société centrale vétérinaire*, 1882, et chez les grands félins, *Société centrale vétérinaire*, MM. Benjamin et Trasbot, 1885), et attribués au mode d'alimentation, sont-ils en contradiction formelle avec toutes les expériences tentées jusqu'à ce jour.

N'y aurait-il pas eu là contagion par inoculation directe, par des plaies, des blessures produites par des esquilles osseuses : c'est la seule hypothèse admissible quant à présent. (*Note de l'Auteur*).

dité, comme usage alimentaire, nous recommanderons cependant de les proscrire avec sévérité, car elles présentent toujours un grand danger au point de vue de leur manipulation ou préparation culinaire.

Nous citerons quelques exemples à l'appui :

Hamel a communiqué en 1737 à l'*Académie des Sciences* le fait suivant : Des animaux atteints de charbon, amenés du Limousin chez un aubergiste de Pithiviers, furent abattus et dépecés, dans l'auberge même, par des bouchers de la localité. Toute la viande qui en provenait fut vendue dans la ville, principalement aux bonnes maisons ; plus de cent personnes en mangèrent, rôtie ou bouillie : personne n'en ressentit la plus légère indisposition.

Un des garçons bouchers, ayant placé son couteau entre ses dents, sa langue s'épaissit, et il mourut cinq jours après d'une gangrène générale ; le maître de l'auberge qui, en aidant le boucher, s'était blessé au doigt avec une côte, fut atteint d'une tumeur au bras et mourut au bout de sept jours. Sa femme, qui aidait également, ayant eu du sang sur la main, vit une tumeur s'y développer et elle eut beaucoup de peine à guérir. Enfin, le chirurgien qui avait ouvert cette tumeur mit sa lancette entre sa perruque et son front : il s'y forma un érysipèle qui le rendit longtemps malade.

Morand, célèbre chirurgien, attaché à l'Hospice des Invalides, rapporte dans les *Mémoires de l'Académie royale des Sciences*, année 1766, une observation des plus curieuses qu'il eut l'occasion de faire dans cette maison royale : De la viande charbonneuse, cuite avec d'autres, détaillée aux réfectoires pour les officiers et soldats, ne fit aucune sensation particulière pour le goût, l'odorat et les qualités sensibles dont tout le monde put juger ; personne ne s'en plaignit et personne n'en fut incommodé ; cependant, deux garçons bouchers qui avaient débité cette viande furent l'un et l'autre affectés peu de jours après de pustules malignes dont ils faillirent être les victimes.

M. Goubaux, alors professeur d'anatomie à Alfort, rapporte un cas malheureux de contagion de la morve à l'espèce humaine, *par le fait de la manipulation :* « Un cheval, dit M. Goubaux, qui ne présentait extérieurement aucun symptôme de morve, mais qui avait des abcès caractéristiques de l'existence de cette maladie dans les poumons, fut livré à trente-deux élèves, pour les travaux anatomiques. Quatre se blessèrent en disséquant ; sur deux on ne remarqua absolument rien ; sur le troisième on observa des phénomèmes inflammatoires autour de la plaie ; le quatrième succomba le quatrième jour après l'accident, à la suite de morve aiguë. » (1)

Et dans ce même *Bulletin* (page 25), **M. H. Bouley** donne sur ce fait les renseignements suivants : « Tous les élèves de l'Ecole d'Alfort qui ont succombé à cette redoutable affection se l'étaient inoculée, soit en dessinant des pièces pathologiques provenant de ces chevaux, exemple : le malheureux Benoit qui, comme tous les peintres, avait l'habitude de passer dans sa bouche ses pinceaux, et ne faisait pas assez attention à la matière qui les souillait. »

Autre version qui ne modifie en rien notre manière de voir : « M. Bouley jeune prétend que Benoit avait contracté cette maladie en prisant. »

Il y a une trentaine d'années environ, une dame D..., d'Evry, près Corbeil, très charitable et dont nous avons gardé un excellent souvenir, distribuait un jour elle-même de la viande aux indigents de sa commune. Ayant reçu une goutte de sang au visage, une tumeur de mauvaise nature se forma rapidement dans le voinage de l'œil. Cet organe fut perdu, malgré tous les soins qui furent aussitôt prodigués à cette dame. On reconnut, mais trop tard, que la viande distribuée provenait d'un animal charbonneux abattu le matin même dans la ferme.

Nous citerons enfin, pour terminer, un exemple plus récent (septembre 1864) :

« M. Blier, inspecteur du service de la boucherie de Paris, et chargé en cette qualité de la surveillance de l'abattoir hippophagique de Pantin, ayant touché de la viande suspecte fut atteint à la main, peu de jours après, d'une tumeur de nature farcino-morveuse qui mit ses jours en danger et dont la guérison fut longue et douloureuse. »

---

(1) *Bulletin de la Société nationale et centrale de médecine vétérinaire* (année 1850, page 23).

En présence des faits relatés dans le chapitre précédent, on doit apporter la plus grande attention dans le choix et la préparation des viandes et rejeter de la consommation toutes celles qui paraîtraient suspectes.

Le service d'inspection des viandes, tel qu'il fonctionne en ce moment à Paris et dans toutes les grandes villes, est une garantie sérieuse contre le retour d'accidents semblables à ceux que nous venons d'énumérer.

Des Lois, Ordonnances et Arrêtés ont, du reste, été pris dans le but de soustraire à l'alimentation publique les viandes malsaines, ou de provenance douteuse.

Le premier paragraphe de l'art. 14 de la loi du 21 juillet 1881, concernant la police sanitaire, est ainsi conçu : « *La chair des animaux morts de maladies contagieuses ou abattus comme atteints de la peste bovine, de la morve, du farcin, du charbon et de la rage, ne peut être livrée à la consommation.* »

L'Ordonnance de police en vigueur concernant le débit de la viande de cheval va plus loin, car elle s'oppose non seulement à la vente de chairs provenant d'animaux atteints de maladies contagieuses, mais encore à celles des chevaux morts, de ceux atteints de maladie quelconque ou en mauvais état d'embonpoint.

En voici d'ailleurs le texte :

« Ordonnance du préfet de police, juin 1866. — Art. 8. — *Sont considérés comme impropres à la consommation : les chevaux morts naturellement ; ceux qui sont atteints d'une maladie quelconque, de plaies purulentes ou d'abcès, même au sabot.*

« *Sont également exclus, les chevaux dans un état d'extrême amaigrissement.* »

Le législateur n'a pas eu seulement en vue, comme on le voit, les accidents qui pouvaient résulter de la manipulation des viandes d'animaux morts ou abattus pour cause de maladies contagieuses, mais encore les dangers présentés par le fait du colportage de ces viandes et par suite la propagation ou dissémination des principes contagieux.

Ces mesures bien appliquées seront un sûr moyen de faire disparaître les préventions qui se sont jusqu'ici opposées à l'emploi généralisé de la chair des solipèdes, en tant qu'alimentation publique.

En résumé, nous avons montré d'abord les avantages de l'Hippophagie et indiqué ensuite les inconvénients de la manipulation des viandes malsaines, en général.

Mais, s'il s'est produit parfois des accidents attribués à la manipulation, ces accidents sont fort rares.

Cette considération ne doit donc pas apporter d'obstacle à l'utilisation d'un produit alimentaire qui a déjà rendu tant de services et qui, par suite de l'augmentation toujours croissante du prix des vivres, est appelé à en rendre davantage encore.

Aussi, nous ne doutons pas que la chair du cheval ne prenne dans l'économie domestique la place qui lui appartient et ne triomphe enfin des méfiances dont elle est quelquefois l'objet, car ici la logique s'impose :

Si le cheval peut être affecté de maladies redoutables telles que la morve et le farcin, etc. ; le bœuf et le mouton ne sont-ils pas souvent atteints de maladies tout aussi redoutées : le charbon, la phthisie, la rage, etc. ? Cependant la chair de ces derniers est partout recherchée, et personne n'oserait demander qu'elle fût, pour ces motifs, retirée de la consommation publique.

Aussi peut-on dire et affirmer en toute connaissance de cause, que la chair du cheval est tout aussi saine et aussi substantielle que celle des autres herbivores, et que son utilisation dans l'alimentation de l'homme est aujourd'hui un fait accompli : le préjugé a vécu.

FIN

TABLE DES MATIÈRES